眼睛逃跑计划

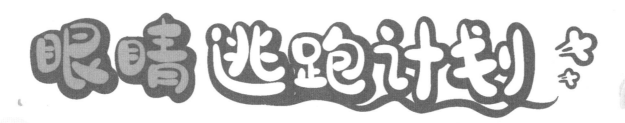

主编·高玮　副主编·邹海东　陆丽娜

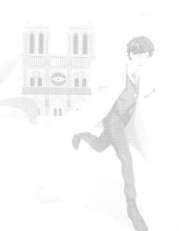

上海科学技术出版社

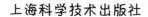

一封光明寄语

  儿童青少年近视是公众聚焦的重要社会和医学问题。2018年以来，习近平总书记多次对儿童青少年近视防控做出重要指示，强调"全社会都要行动起来，共同呵护好孩子的眼睛，让他们拥有一个光明的未来"。"目"浴阳光、避免长时间近距离用眼、保持良好读写习惯、远离电子产品……如何把这些科普知识"种"在小朋友心里，变成他们受益终生的健康习惯？为突破传统灌输式的宣教模式，2022年，上海市眼病防治中心（上海市眼科医院）联合上海戏剧学院师生创建工作室"是不是戏剧空间"，编创并推出了儿童护眼科普舞台剧《眼睛逃跑计划》，先后在上海市普陀区、闵行区等各区巡演，引发广大儿童、青少年及家长的热烈反响。为进一步扩大传播范围，上海市眼病防治中心组织团队精心创作了舞台剧同名衍生绘本，希望将这些科普知识从一场舞台剧观赏延伸到孩子们每天的日常伴读中，让更多的家庭在享受欢乐亲子时光的同时，通过生动有趣的故事，学习保护眼睛的基本知识和技巧，让明眸常相伴。

  本书的编创得到了各方的大力支持，在此感谢上海市眼病防治中心（上海市眼科医院）各位专家对舞台剧剧目和绘本内容的指导建议，感谢绘画师妮小匠、史燕南的倾力创作。期待本书能为小朋友和"大朋友"开启一段奇妙的护眼科普之旅。

高　玮

上海市眼病防治中心（上海市眼科医院）

2023年11月

目录

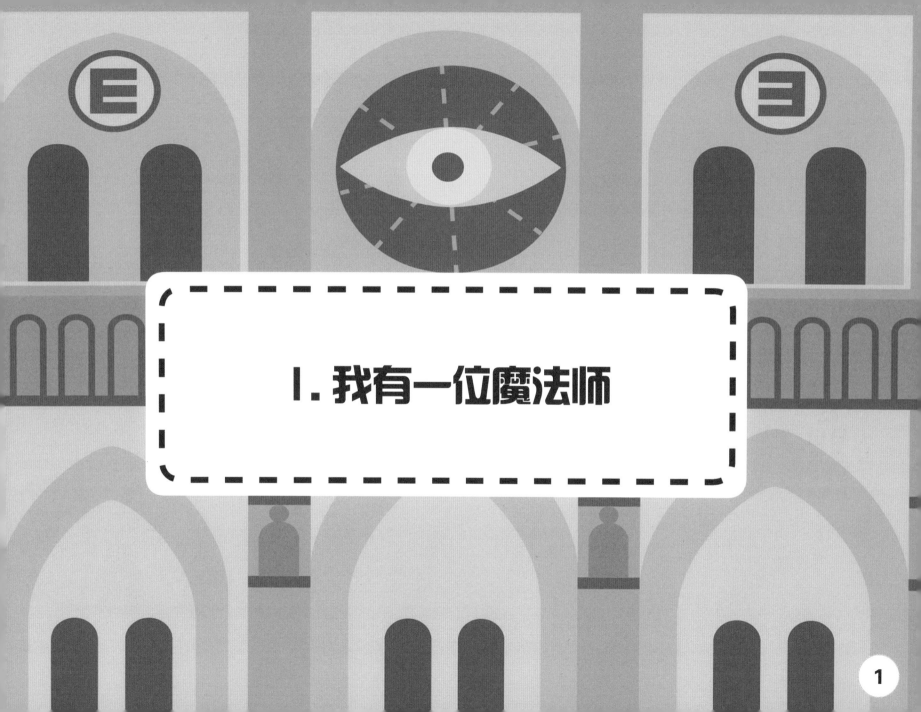

1. 我有一位魔法师

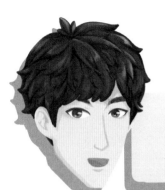

所长

我会带领孩子们拥有光明的世界。

小眼睛

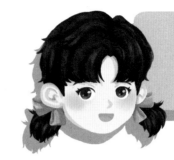

我是一个聪明活泼的小女孩！

眼睛训练师

我知道好多保护眼睛的方法哦！

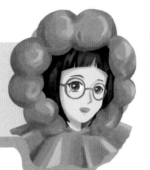

魔法师

我可以用魔法变出任何你想要的东西。

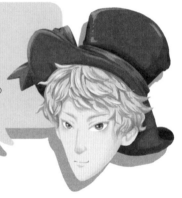

视力表

你可以看清我身上第几行的字母呢？

爸爸妈妈

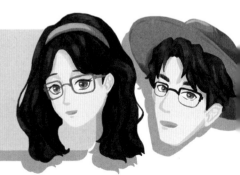

小眼睛的学习才是最重要的。

万能眼镜

我可以帮助孩子们看清世界。

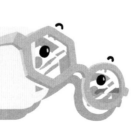

小眼睛的爸爸妈妈对小眼睛的学业寄予厚望，
却忽略了对小眼睛的陪伴和她对户外的向往。

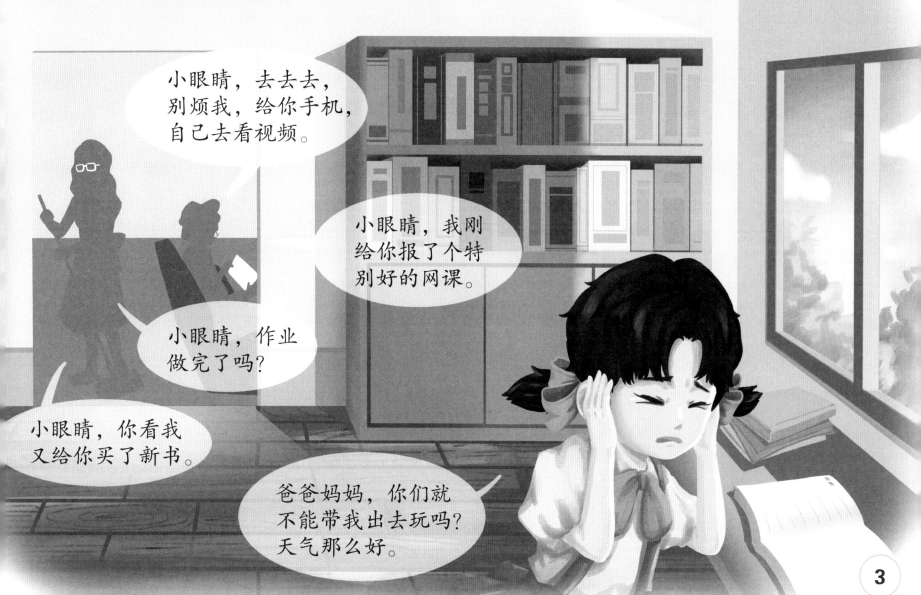

这时，一道光线闪过，
身旁的漫画书中跳出了一个身影。

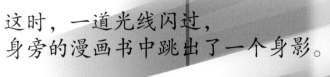

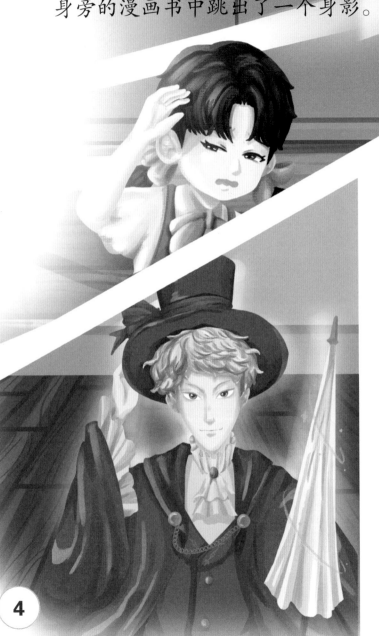

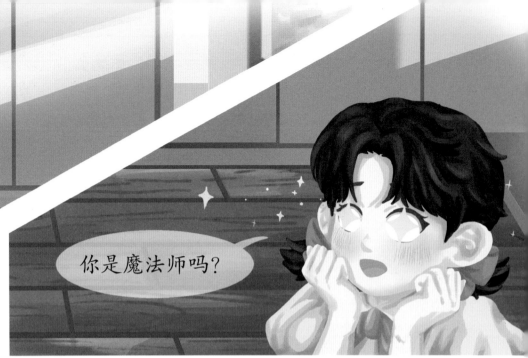

你是魔法师吗？

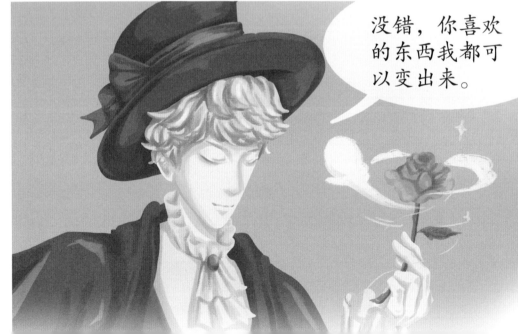

没错，你喜欢
的东西我都可
以变出来。

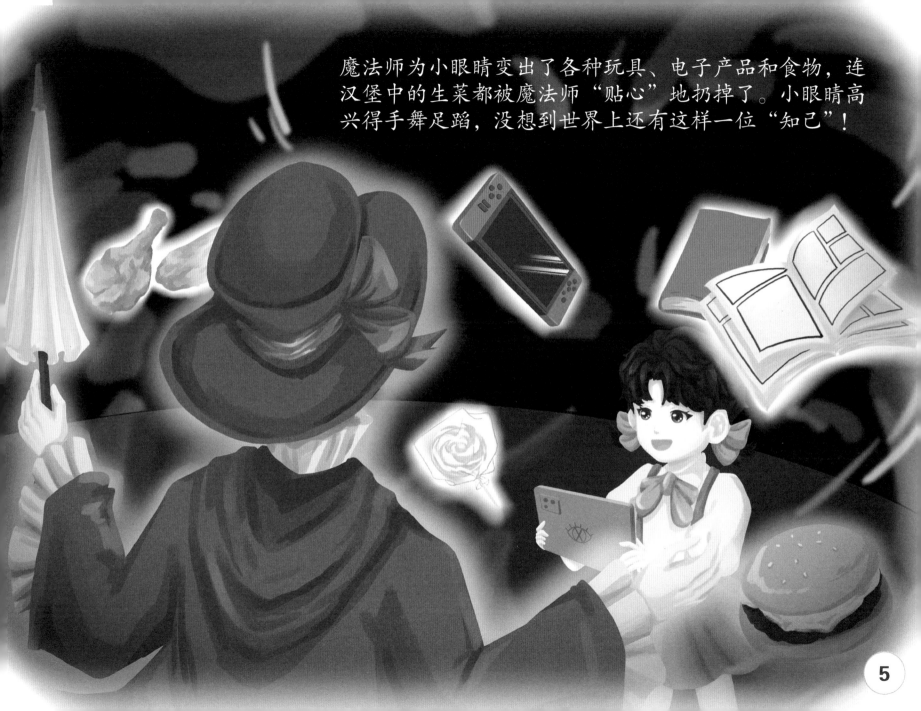

魔法师为小眼睛变出了各种玩具、电子产品和食物，连汉堡中的生菜都被魔法师"贴心"地扔掉了。小眼睛高兴得手舞足蹈，没想到世界上还有这样一位"知己"！

慢慢地，小眼睛觉得眼睛有些酸痛，于是向魔法师提议一起去外面玩一会儿，但魔法师拒绝了她。

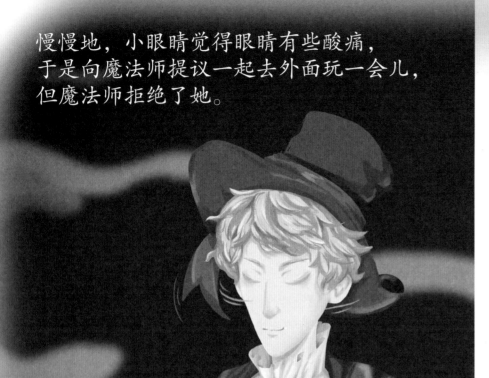

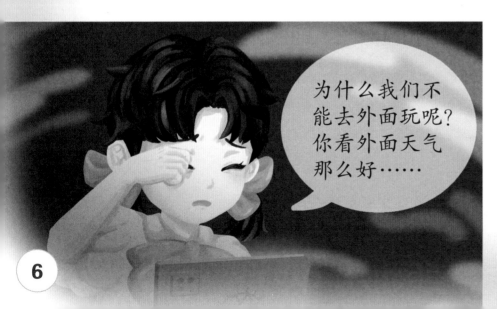

为什么我们不能去外面玩呢？你看外面天气那么好……

魔法师挥了挥魔法棒，小眼睛的眼睛竟然开始变得暗淡无光，并且开始喃喃自语……

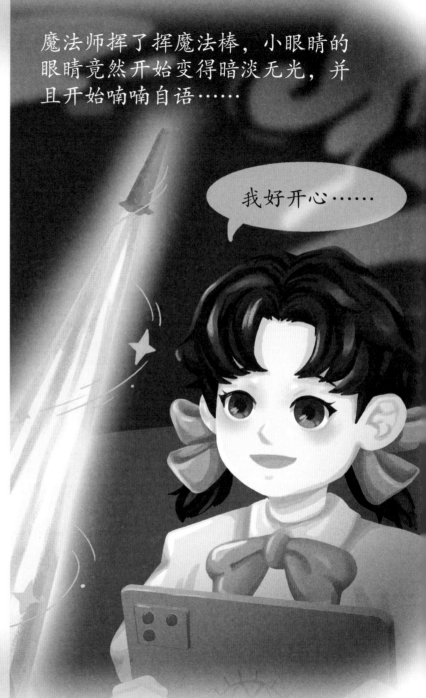

我好开心……

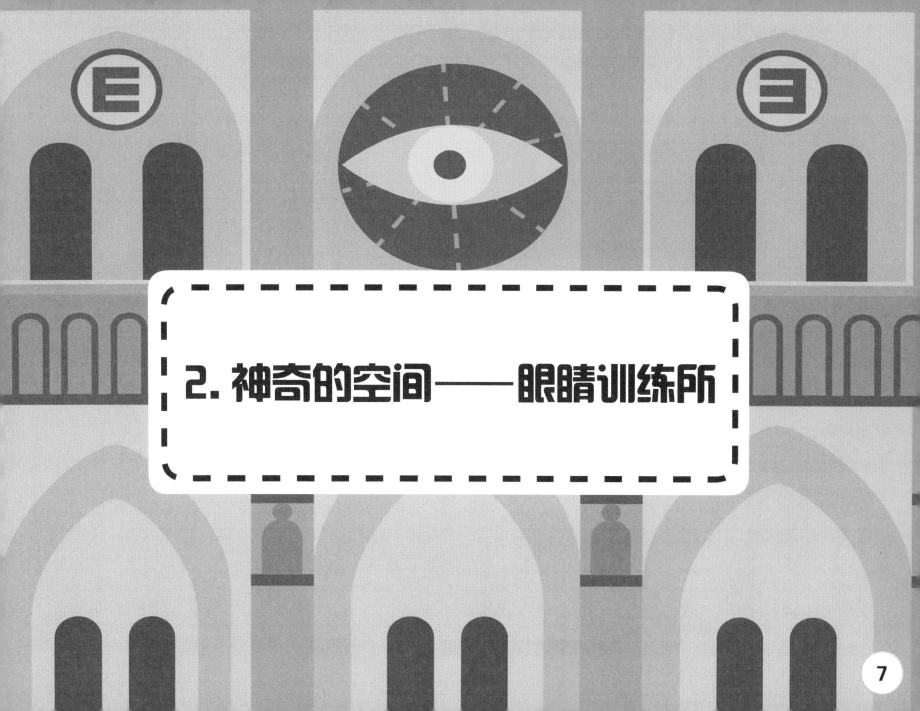

2. 神奇的空间——眼睛训练所

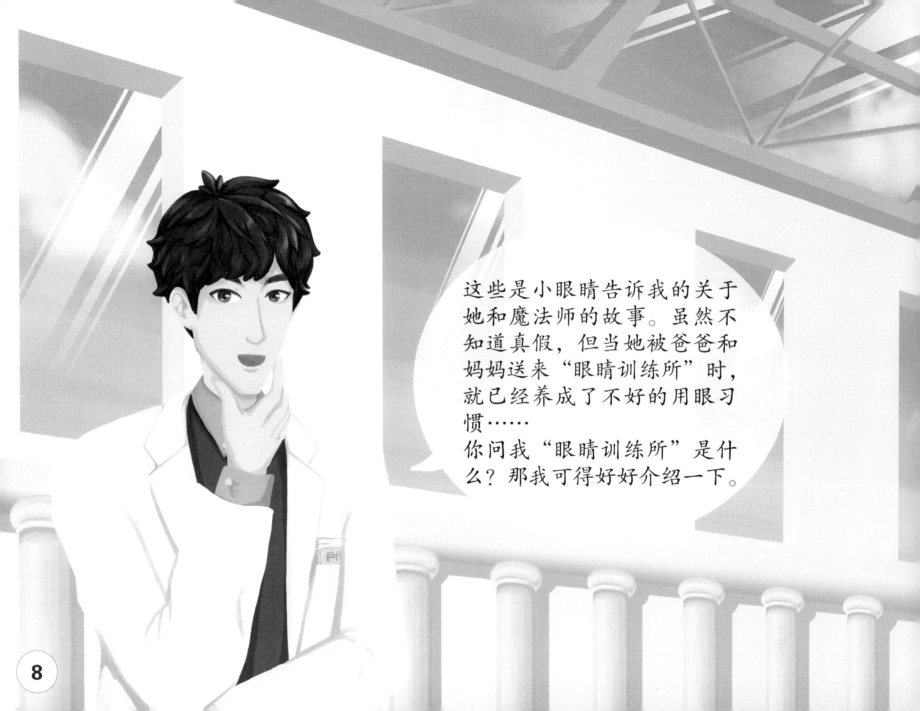

这些是小眼睛告诉我的关于她和魔法师的故事。虽然不知道真假，但当她被爸爸和妈妈送来"眼睛训练所"时，就已经养成了不好的用眼习惯……

你问我"眼睛训练所"是什么？那我可得好好介绍一下。

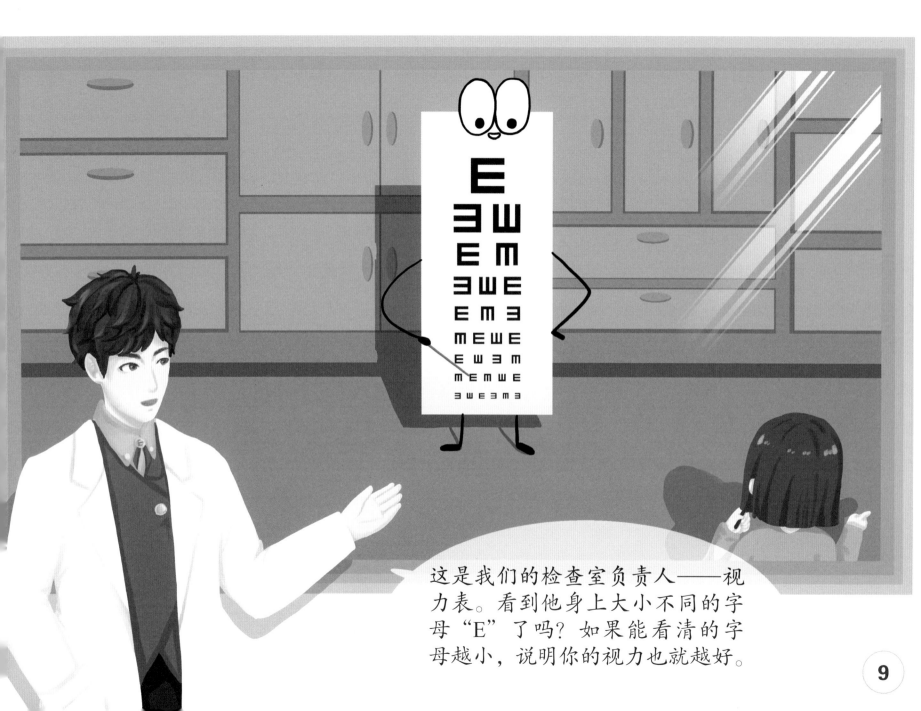

这是我们的检查室负责人——视力表。看到他身上大小不同的字母"E"了吗？如果能看清的字母越小，说明你的视力也就越好。

9

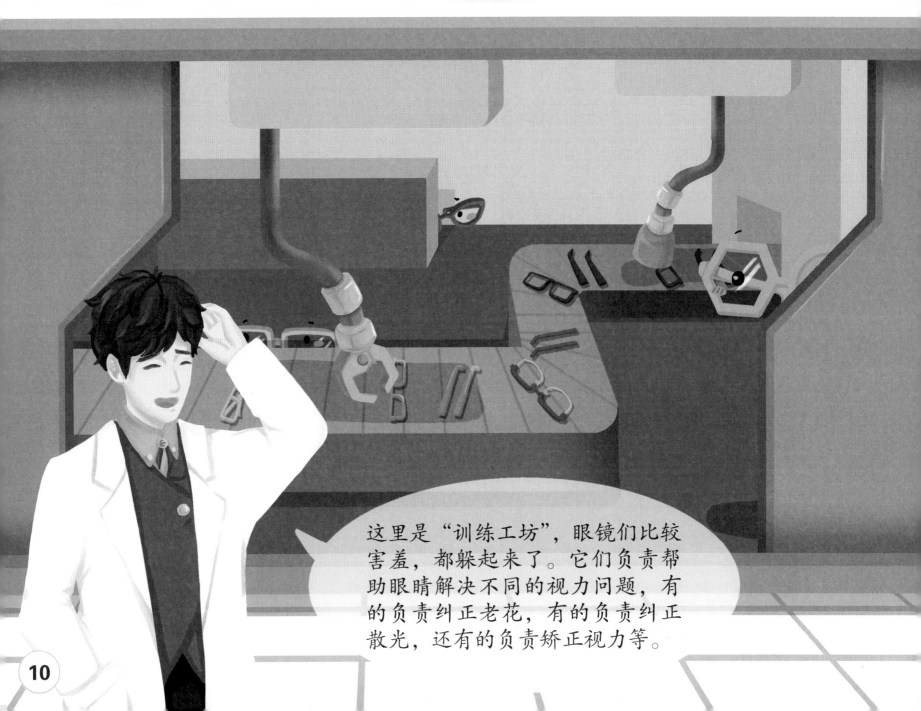

这里是"训练工坊",眼镜们比较害羞,都躲起来了。它们负责帮助眼睛解决不同的视力问题,有的负责纠正老花,有的负责纠正散光,还有的负责矫正视力等。

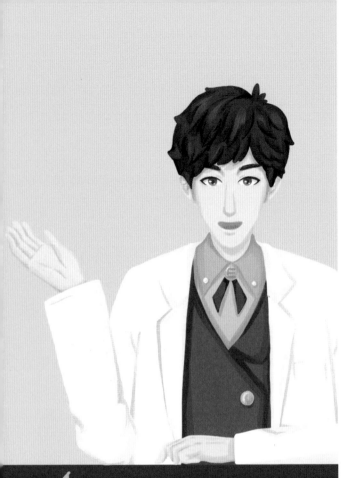

这下大家明白了吧？如果大家遇到了眼睛的问题，一定要及时来我们的"眼睛训练所"。我们会努力帮助每一双眼睛！

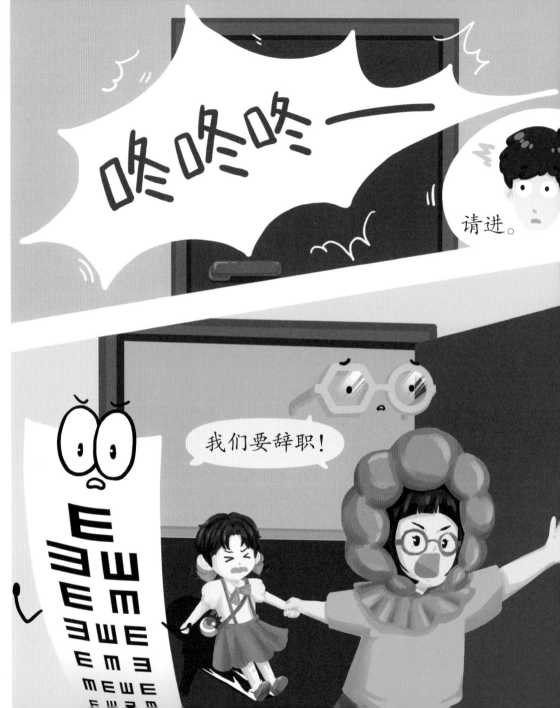

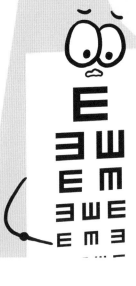

你们为什么要罢工呀？

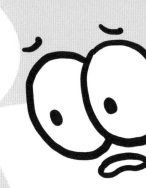

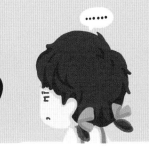

这个调皮的小眼睛！视力在一点点地变差，原来可以看清倒数第一行，现在只能看清正数第五行。

......

今天，小眼睛突然惊喜地告诉我："视力表，我的视力已经变好了！"我正纳闷为什么，结果发现是因为她偷偷把视力表的字母顺序背了下来！

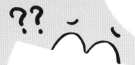

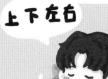

上下左右

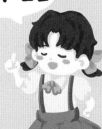

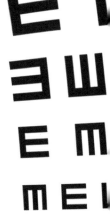

13

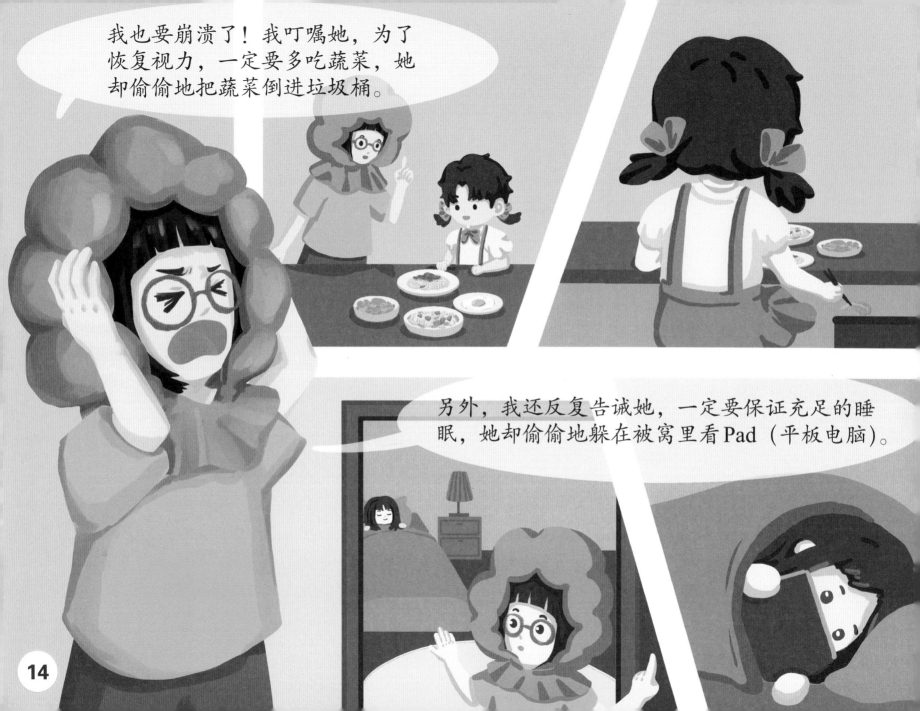

你们看，她还故意把这些矫正眼镜都弄坏了，我制作的速度都赶不上她弄坏的速度。

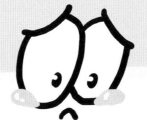

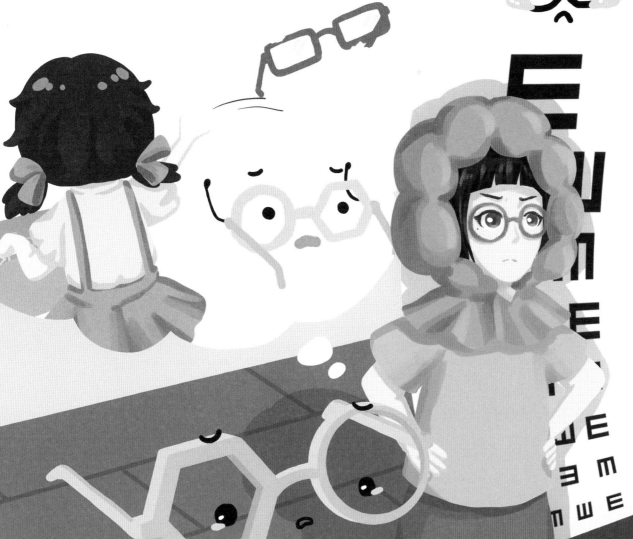

哼，我就是不听你们的！

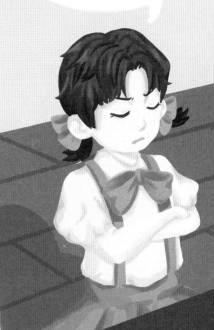

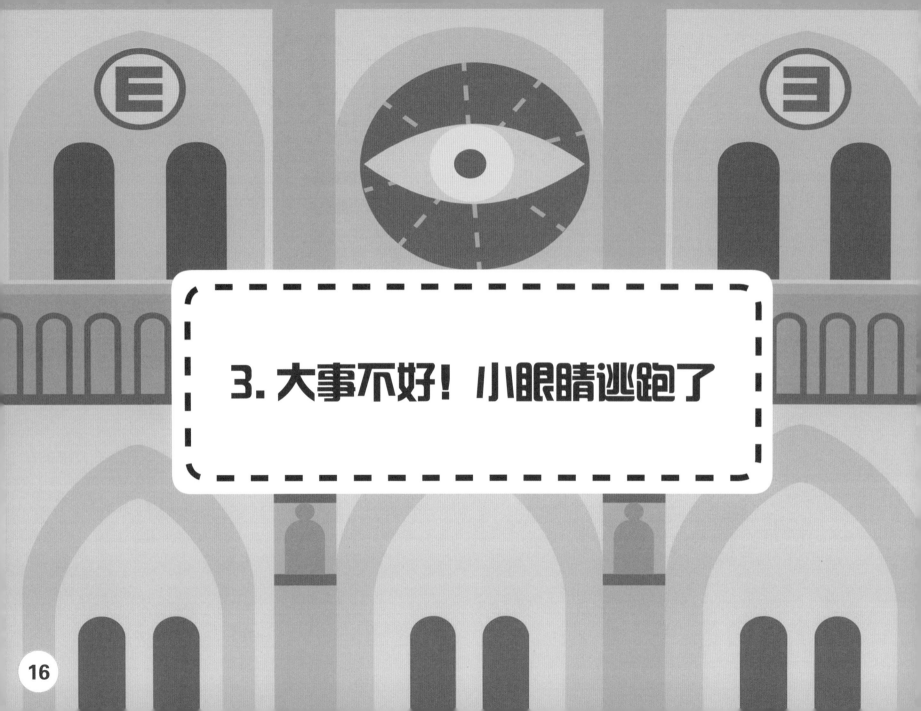

3. 大事不好！小眼睛逃跑了

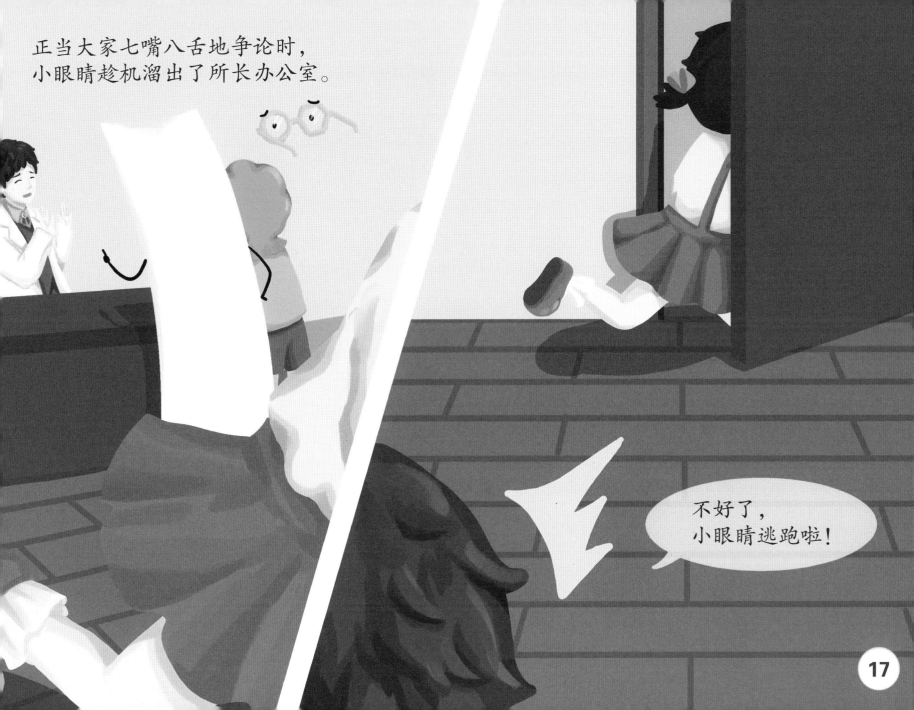

正当大家七嘴八舌地争论时，
小眼睛趁机溜出了所长办公室。

不好了，
小眼睛逃跑啦！

17

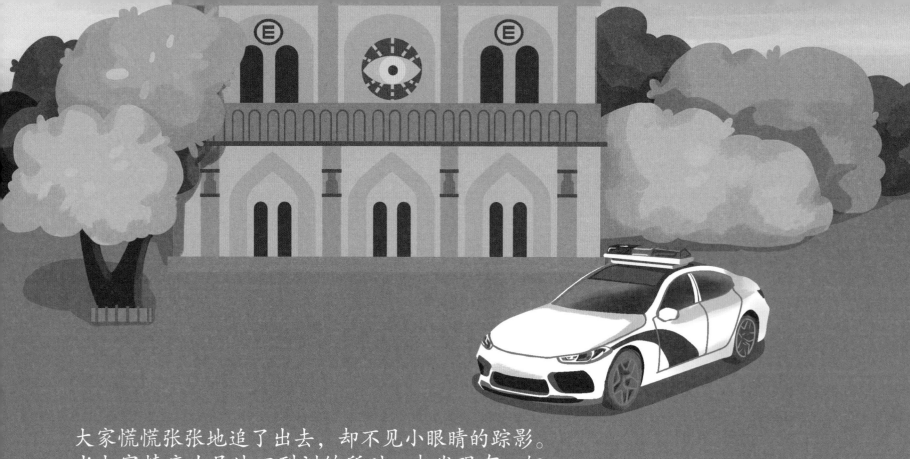

大家慌慌张张地追了出去，却不见小眼睛的踪影。
当大家精疲力尽地回到训练所时，却发现有一辆
警车停在门口！

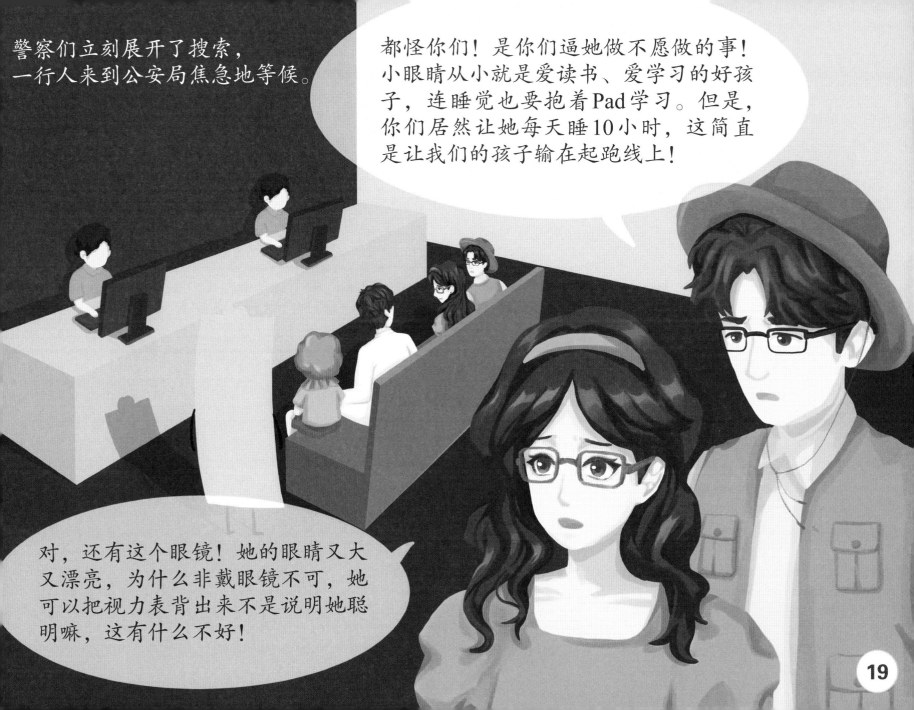

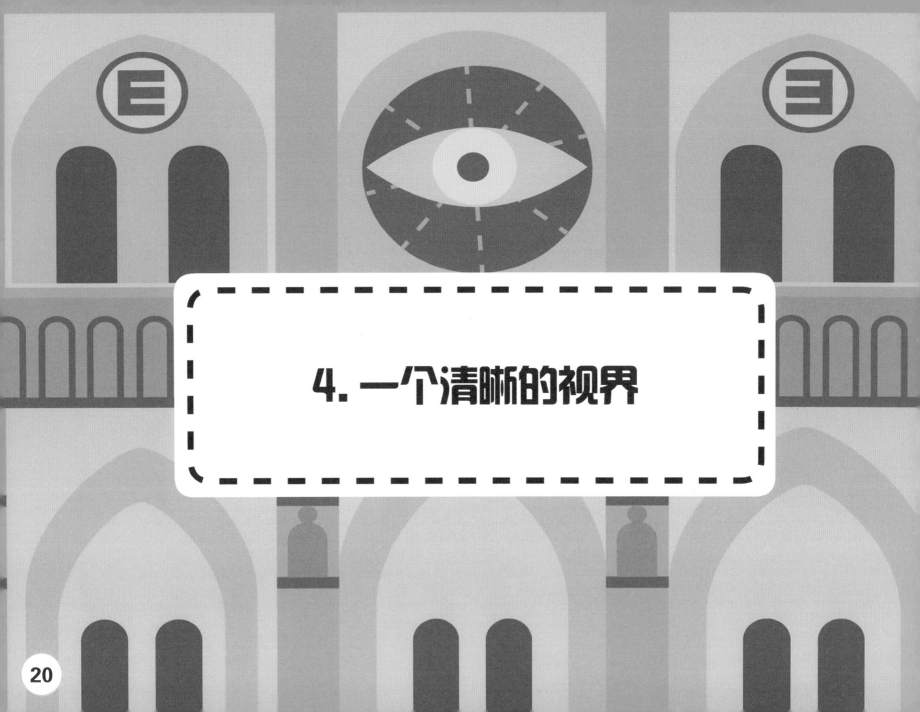

4. 一个清晰的视界

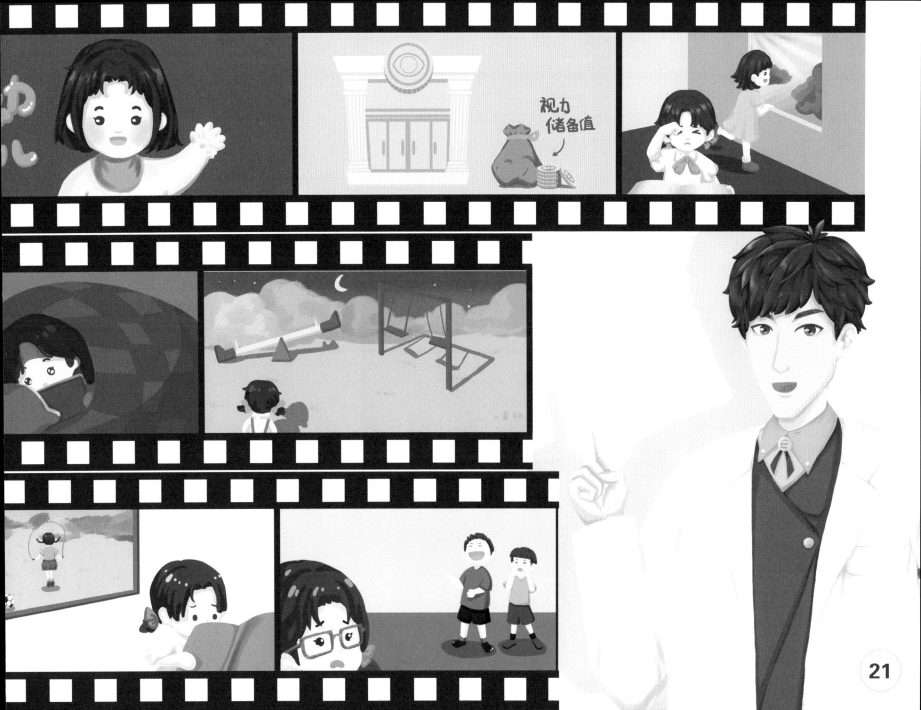

视力储备值

21

每双小眼睛从出生开始就可以看到东西了，发育成熟时，就可以看清很远的东西了。

同时也拥有自己的"视力银行"——视力储备值。随着成长，他们可以看到的东西也越来越多。

有的孩子劳逸结合，用眼30分钟，然后休息或远眺10分钟。

小眼睛每天躲进被窝里看Pad。

每天晚睡晚起，每次下楼想找小伙伴一起玩时，却发现小伙伴已经回家了。

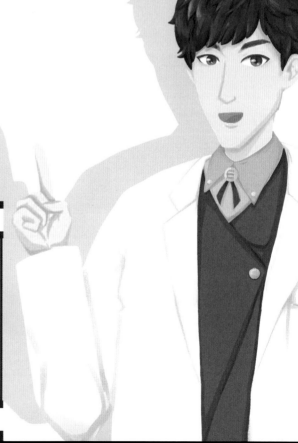

慢慢地，小眼睛不再喜欢和小伙伴一起探索周围一切有趣的事物，也不再喜欢看远处的风景……

终于有一天，她因为看不清周围的一切而戴上了眼镜，被小伙伴嘲笑有四只"眼睛"……

爸爸妈妈听了所长的话后惊讶不已。
正在这时，警察匆匆忙忙地赶来通知
大家，小眼睛找到了。

找到了，找到了，小
眼睛在回家的路上了！

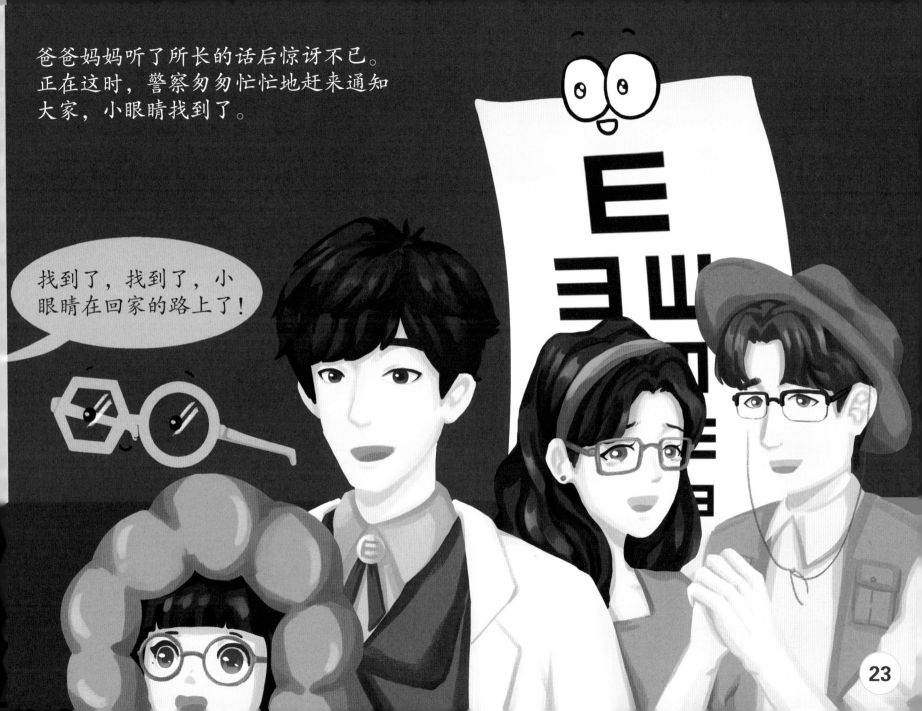

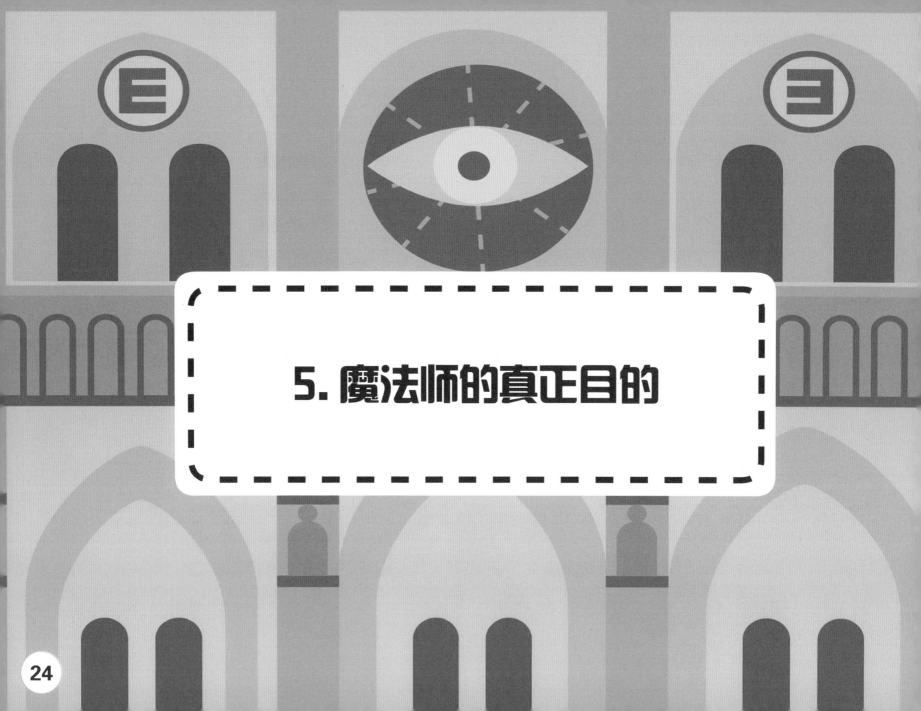

5. 魔法师的真正目的

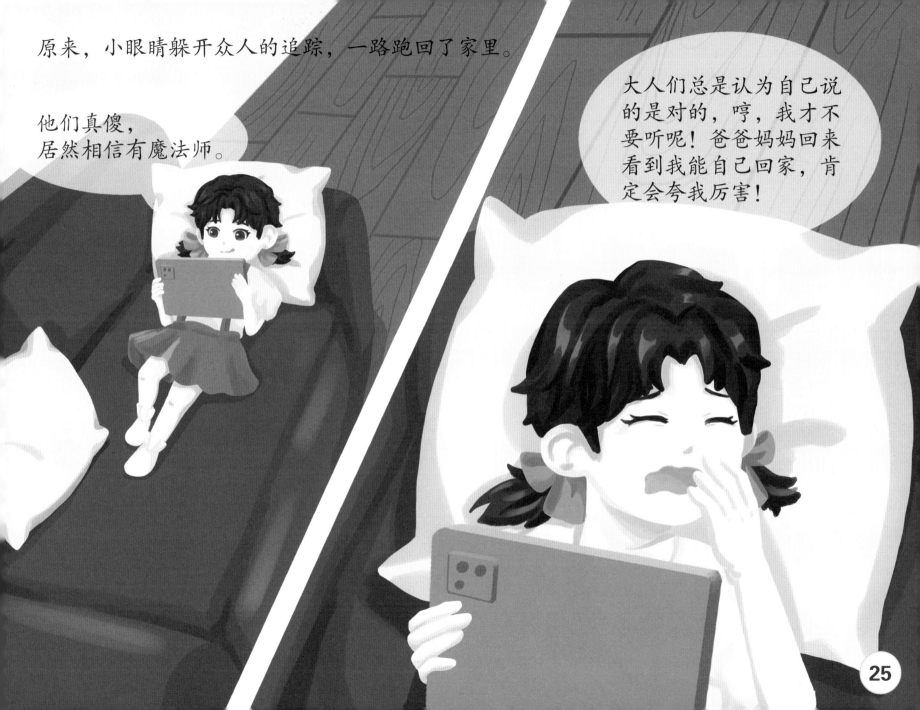

小眼睛觉得有些困了，迷迷糊糊地睡着了。
再睁眼时，眼前的世界变成了一片漆黑，
突然一道白光闪过，有个人影正向她走来。

我在哪？
你是谁？
你别过来，
不要伤害我！

我是你创造出来的魔
法师呀，干嘛害怕我。

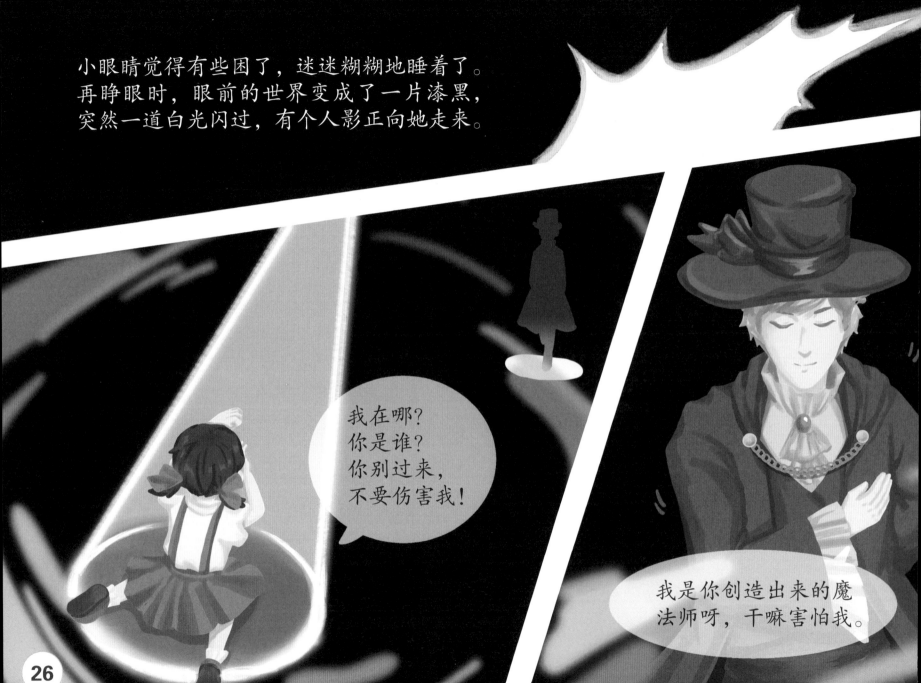

魔法师冷笑着挥动手里的魔法棒，召唤出一些刺眼的射线缠住小眼睛的身体，这些光线让她睁不开眼。

你干什么！
好痛！快放开我！

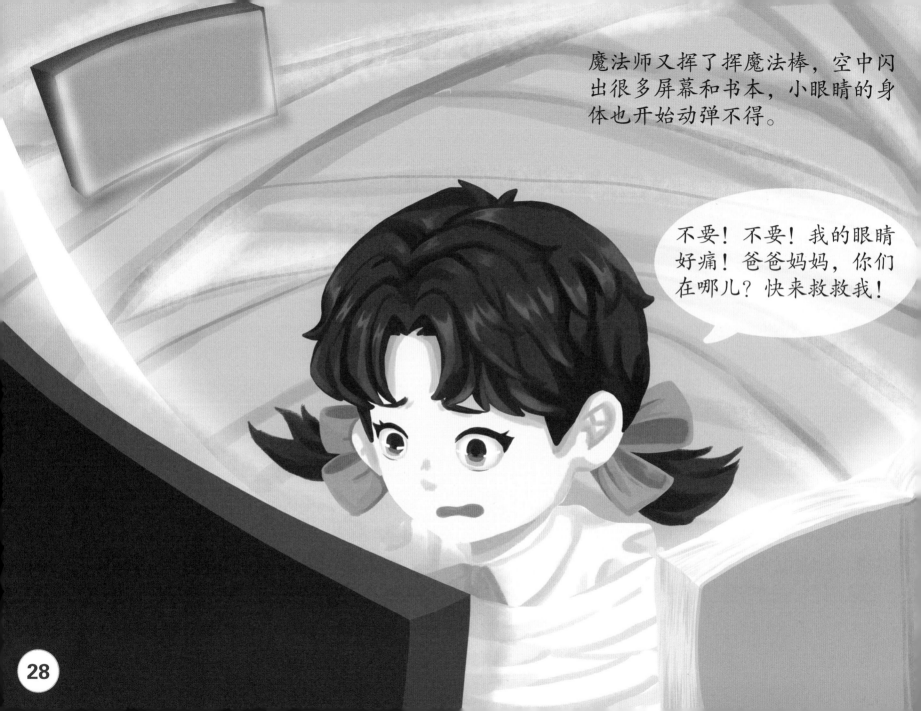

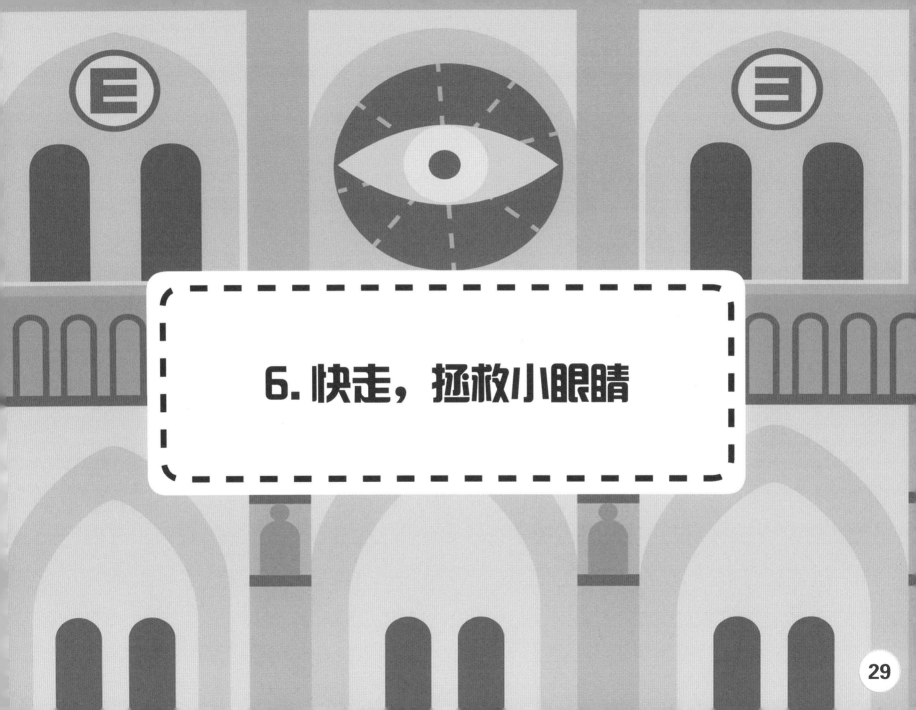

6. 快走，拯救小眼睛

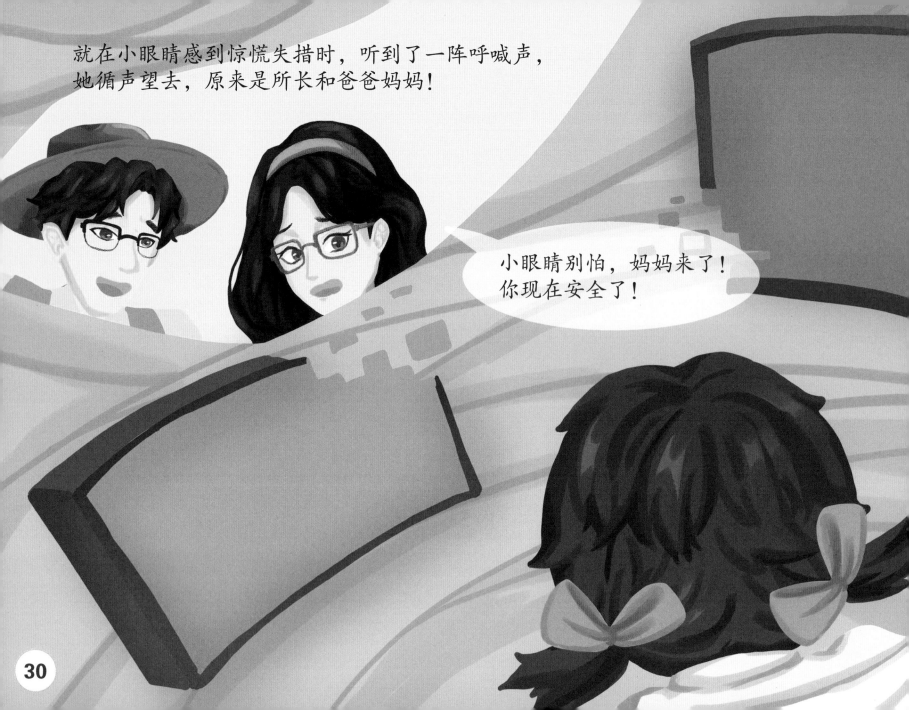

就在小眼睛感到惊慌失措时，听到了一阵呼喊声，她循声望去，原来是所长和爸爸妈妈！

小眼睛别怕，妈妈来了！你现在安全了！

原来这只是一场噩梦！小眼睛大哭着扑向爸爸妈妈的怀抱。

爸爸妈妈，魔法师太可怕了！
我以后一定要保护好眼睛！

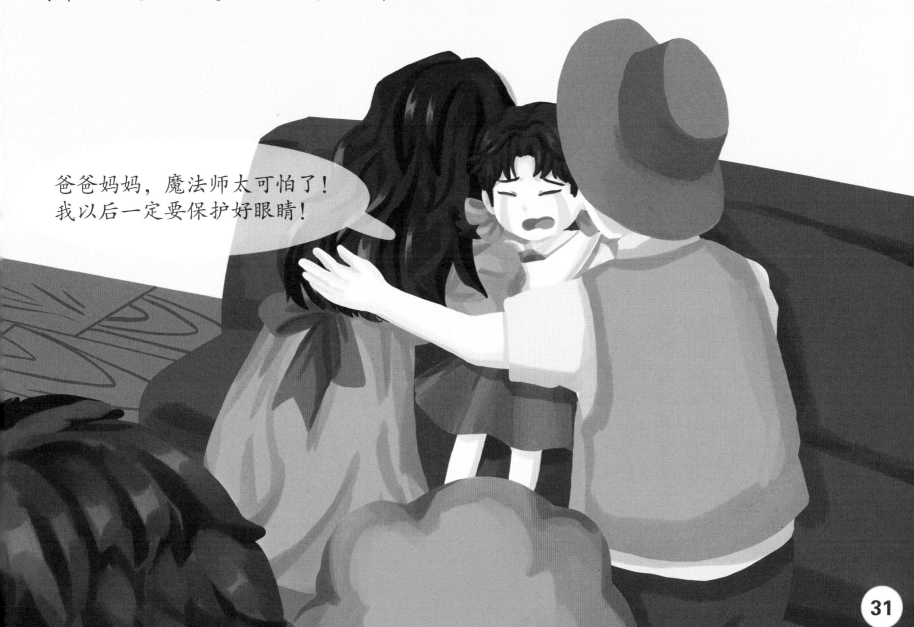

大家都长舒了一口气，
脸上露出了宽慰的笑容。

那我要考考你啦，要想保护眼睛，"3010法则"是很重要的，你还记得吗？

我记得！近距离用眼30分钟，休息10分钟，或者闭目静养，或者向外远眺。还可以转转眼球，用热毛巾敷一敷！

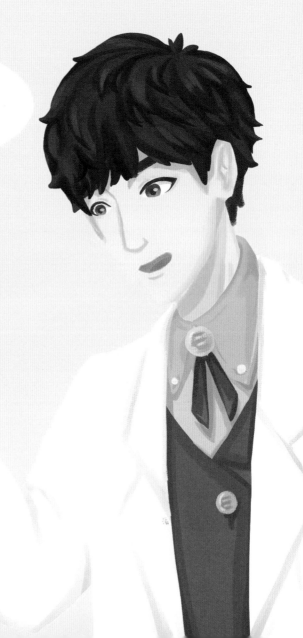

均衡饮食，鱼肉、蔬菜、豆制品、蛋类和水果都要吃，不要做挑食宝宝哦。

每天要保证9~10小时的充足睡眠。足够的睡眠有利于保护小眼睛，也能保证第二天有充沛的精力去学习。如果睡眠不足，第二天就会一直打哈欠。

除了这些，多参加户外活动，"目"浴阳光，让小眼睛多一些远眺，开阔视野，这样做有助于预防近视。

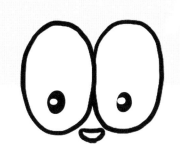

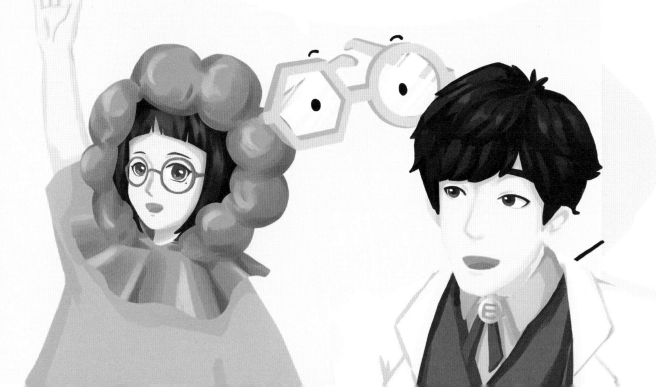

我们会帮助小眼睛一起保护眼睛的。

我知道了！当能用眼睛清晰地看到世界时，我才能更好地了解世界！

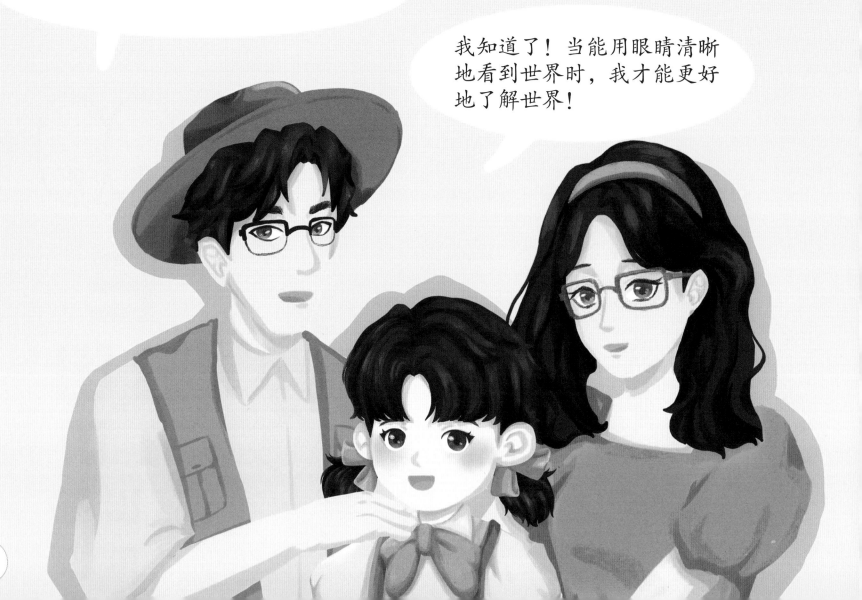

图书在版编目（ＣＩＰ）数据

眼睛逃跑计划 / 高玮主编. -- 上海 ： 上海科学技
术出版社， 2024.4
ISBN 978-7-5478-6419-7

Ⅰ．①眼… Ⅱ．①高… Ⅲ.①眼－保健－儿童读物
Ⅳ．①R77-49

中国国家版本馆CIP数据核字(2023)第222875号

眼睛逃跑计划

组　　编　上海市眼病防治中心
主　　编　高　玮
副 主 编　邹海东　陆丽娜
编撰统筹　冯笑盈
编　　者　高　玮　邹海东　陆丽娜　朱剑峰　王于蓝　童晓维
　　　　　许　琰　何鲜桂　薛文文　方晓玲　梅莉莉　张丹琪
　　　　　冯笑盈　沈姗烨　迟晴晴
绘　　画　妮小匠　史燕南
原　　创　陈新煌

本书受上海市科学技术委员会健康科普项目（23DZ2305800）资助。

上海世纪出版（集团）有限公司
上海 科 学 技 术 出 版 社　出版、发行
（上海市闵行区号景路 159 弄 A 座 9F-10F）
邮政编码 201101　www.sstp.cn
上海盛通时代印刷有限公司印刷
开本 787×1092　1/16　印张 2.5
字数：50 千字
2024 年 4 月第 1 版　2024 年 4 月第 1 次印刷
ISBN 978-7-5478-6419-7/R·2894
定价：48.00 元